Nasr Abdalla Mohamed Elawad

Tendências da fertilidade no Leste do Sudão

Nasr Abdalla Mohamed Elawad

Tendências da fertilidade no Leste do Sudão

ScienciaScripts

Imprint

Any brand names and product names mentioned in this book are subject to trademark, brand or patent protection and are trademarks or registered trademarks of their respective holders. The use of brand names, product names, common names, trade names, product descriptions etc. even without a particular marking in this work is in no way to be construed to mean that such names may be regarded as unrestricted in respect of trademark and brand protection legislation and could thus be used by anyone.

Cover image: www.ingimage.com

This book is a translation from the original published under ISBN 978-3-330-32048-2.

Publisher:
Sciencia Scripts
is a trademark of
Dodo Books Indian Ocean Ltd. and OmniScriptum S.R.L publishing group

120 High Road, East Finchley, London, N2 9ED, United Kingdom
Str. Armeneasca 28/1, office 1, Chisinau MD-2012, Republic of Moldova, Europe
Printed at: see last page
ISBN: 978-620-7-92254-3

Índice

Acrónimos

CMQ	Catholic medical quality
CPR	Contraceptive Prevalence Rate
DHS	Demographic health survey
EU	European Union
FP	Family planning
FR	Fertility rate
NPC	National population council
RH	Reproductive health
SHHS	Sudan house hold survey
SMS	Sudan Motherhood Survey
STIs	Sexually transmitted infections
TFR	Total fertility rate
UNFP	United Nations Population Fund
UN	United nations
UK	United Kingdom
WHO	World Health Organization
WRA	Women of reproductive age

Reconhecimento

O relatório de investigação é o culminar de esforços que envolvem muitas pessoas.

Agradece-se à UNFP que forneceu apoio financeiro para o desenvolvimento e a realização deste estudo. Agradecemos ao Secretariado Geral do CNP, Dr. Limia Abdelgafar, pelo seu encorajamento e orientação ao longo de todo o processo. Agradecimentos especiais ao Sr. Elham, à Sra. Ghada e ao Sr. Nazar por terem ajudado a disponibilizar os materiais locais para análise, por terem colaborado com o investigador na definição da dimensão da amostra, na seleção das localidades e na organização da recolha de dados nos três estados do Leste.

Um agradecimento especial aos presidentes das delegações nacionais do NPC, que foram fundamentais para a recolha de dados. Estiveram na linha da frente para assegurar viagens e deslocações sem problemas dentro dos Estados.

Agradecemos aos responsáveis pela recolha de dados por terem feito o seu melhor para que os inquiridos fornecessem o máximo de informação, apesar dos constrangimentos com que se depararam. Apreciamos a contribuição dos inquiridos pela paciência e pelo tempo dispensado.

Os meus agradecimentos especiais ao Sr. Mukhtar e ao Sr. Mukhtar   pela magnífica introdução e análise dos dados, que contribuíram muito para a compreensão dos resultados da investigação.

Resumo executivo

A fertilidade no Sudão tem vindo a diminuir de acordo com os dados dos censos de 1983, 1993, 1999 e 2008, passando de 6,1 no censo de 1983 para 5,6 no censo de 2008, o que coloca o país na primeira fase da transição demográfica. Ao nível dos estados, existem grandes diferenciais nas taxas de fertilidade de estado para estado. De acordo com a análise dos dados do presente estudo, a taxa de fecundidade estimada na Região Leste é de 2,8, o que coloca a região na fase de transição demográfica 4th . Os dados dos Censos e SHHSs anteriores chamaram a atenção dos órgãos responsáveis pela política populacional, liderados pela NPC. Este último planeou realizar um estudo operacional para determinar as possíveis causas do declínio da fertilidade no Leste do Sudão. O objetivo geral do estudo é atualizar os nossos conhecimentos e informações sobre as realidades demográficas no Leste do Sudão. Para atingir os objectivos do estudo, foi elaborado um questionário de escolha múltipla para entrevistar a população-alvo do estudo. Além disso, foi realizada uma entrevista semi-estruturada com um grupo de obstetras para avaliar o nível de infertilidade a nível nacional e o papel dos factores biológicos que podem afetar a fertilidade. Foram realizadas pesquisas manuais e electrónicas de materiais sobre questões de fertilidade. A recolha de dados nos três estados do Leste foi efectuada dentro do prazo previsto. O resultado da análise dos dados foi um pacote de informações sobre a situação da fertilidade na Região Leste. A fertilidade estimada era de 2,8 filhos por mulher. Se este declínio continuar, a região será confrontada com crises socioeconómicas

Entre as determinantes da fecundidade seleccionadas, próximas e directas, as únicas com significado são a infecundidade pós-parto, o nível de educação e o local de residência. Existe uma correlação entre as determinantes da fecundidade próximas (directas) e indirectas, mostrando uma influência modesta das indirectas nas determinantes próximas. Recomenda-se vivamente uma pesquisa mais aprofundada das raízes do declínio da fertilidade na Região Oriental.

Introdução-1

1.1 Definição:

Antes de analisar o problema da reprodução no Leste do Sudão, alguns termos devem ser claramente definidos.

A fertilidade é a capacidade natural de produzir descendentes. A taxa de fertilidade é o número de descendentes nascidos por casal, indivíduo ou população. Um casal fértil é aquele que conseguiu uma gravidez que resultou num nascimento vivo. A fertilidade difere da fecundidade, que é definida como o potencial de reprodução. A taxa de fecundidade total (TFR) é o número total de filhos que uma mulher teria durante a sua vida, se tivesse as taxas de fecundidade específicas por idade prevalecentes nas mulheres.

Em contextos demográficos, a fertilidade refere-se à produção efectiva de descendentes e não à capacidade física de produzir, que é designada por fecundidade. Enquanto a fertilidade pode ser medida, a fecundidade não o pode ser.

A transição demográfica é a mudança por que passam os países quando passam de uma população com vidas curtas e famílias numerosas para uma população em que as pessoas tendem a viver mais tempo e a constituir famílias pequenas.

A infertilidade é definida como 6-12 meses de relações sexuais desprotegidas sem conceção.

1.2 Tendências da fecundidade a nível nacional

Número médio de filhos nascidos vivos de mulheres casadas no Sudão, por idade atual, de diferentes fontes

Quadro (1)

Grupo etário	Censo de 1983	1990 DHS	Censo de 1993	Censo de 2008
15-19	0.7	0.7	0.8	0.89
20-24	1.8	1.7	1.8	1.8
25-29	3.3	3.0	3.2	2.8
30-34	4.7	4.7	4.6	3.8
40-44	6.0	7.2	6.5	5.3
45-49	6.1	7.6	6.8	5.6

O quadro (1) reflecte uma elevada fecundidade conjugal em todos os momentos para as mulheres com idades compreendidas entre os 45 e os 49 anos, nunca inferior a seis, exceto no censo de 2008, 5,6 filhos por mulher.

1.3 Antecedentes da situação demográfica no Leste do Sudão

Fonte (SHHS 2010)

Percentagem de crianças amamentadas aos 2 anos:

Mar Vermelho 59% Estado de Kassala 52% Estado de Gdarif 27%

Aleitamento materno exclusivo durante 6 meses: Mar Vermelho 36%, Estado de Kassala 47% e

Estado de Gdarif 39%

Contraceção

Utilizando qualquer método: Mar Vermelho 5,8% ; Kassala 4,4% ; Gdarif 8,7%

O nacional (Sudão) 9%

Mortalidade de menores de cinco anos

Mar Vermelho 112; Kassala 87; Gdarif 107

A nível nacional (Sudão) 83/1000 nados-vivos

Table (2)

TFR da região leste por estado

Fonte	Mar Vermelho	Kassala	Gdarif
SMS 1999	4.0	6.4	6.9
SHHS 2006	3.4	3.4	5.4
Censo 2008	4.7	3.1	4.7

Os dados dos três inquéritos (quadro 2) reflectem claramente um declínio da fertilidade em dois Estados, mas não sustentado num deles (Mar Vermelho).

Table (3)   Fonte: Censo 2008

Estado	População total	Urbano	Rural	Taxa bruta de natalidade	TFR	Mortalidade de crianças com menos de 5 anos	MMR	Literacia (mulheres)
Mar Vermelho	1396110	551035	593435	18	4.7	72	565	40
Kassala	1789806	47548	1124362	21	3.1	99	466	39
Gdarif	1348378	383629	946492	35	4.7	80	564	60

O quadro (3) reflecte que a maior parte da população do Leste do Sudão vive nas zonas rurais. Os factores que determinam a fertilidade incluem a TFR, a elevada mortalidade de crianças com menos de 5 anos e a elevada taxa de analfabetismo entre as mulheres em dois estados.

Table (4)

TFR e taxa de mortalidade de crianças com menos de 5 anos em Kasala e dois outros estados (Censo 2008)

Estado	TFR	Mortalidade de crianças com menos de 5 anos

Kassala	3.1	99.3
Estado do Norte	5.08	73
Estado de Gazira	3.9	88.7

O quadro (4) reflecte a fertilidade mais baixa e a mortalidade mais elevada de crianças com menos de 5 anos no Estado de Kassala, em comparação com os outros dois Estados.

1.4 O problema de investigação

As estimativas oficiais da TFR no Sudão, baseadas em dados de censos e inquéritos anteriores realizados durante o período de 1983-2008, indicam um declínio da TFR de 6,8 no censo de 1983 para 6,2 no censo de 1993, mantendo-se em 5,6 no censo de 2008. Este declínio da TFR a nível nacional indica que o Sudão ainda se encontra na fase inicial da transição demográfica, em que a TFR é inferior a seis, mas superior a cinco. A nível dos Estados, há diferenças claras nas estimativas da TFR, que vão de um mínimo de 2,4 no Estado do Norte a um máximo de 10 no Estado do Darfur Ocidental (SHHS 2006). A TFR é de 7,6 no Cordofão do Sul e de 4,0 no Estado do Mar Vermelho (SMS 1999).

Relativamente ao Leste do Sudão, a TFR é de 3,4 em cada um dos Estados de Kassala e do Mar Vermelho e de 5,4 no Estado de Algadarif, enquanto que 7,6 no Cordofão do Sul (1).O baixo nível de fertilidade nos estados do Leste do Sudão, em comparação com outros estados, é uma constatação baseada em evidências e coloca a região oriental na fase de transição da fertilidade. Este fenómeno incomodou os decisores políticos em matéria de população e surgiram algumas questões que ficaram sem resposta.

Algumas das questões a que esta investigação pretende dar resposta são 1) A baixa fertilidade no Leste do Sudão tornou-se uma realidade? 2) A baixa fecundidade no Leste do Sudão deve-se ao facto de as mulheres terem adiado a constituição das suas famílias ou de as mulheres mais velhas estarem a deixar de ter filhos? 3) Que lições podemos tirar das realidades demográficas nos Estados do Leste que possam ser indicativas para futuras investigações sobre a fertilidade?

A realização de um inquérito deste tipo pode ajudar a decompor e analisar a transição da fecundidade que teve início nos Estados do Leste e a identificar as fontes das alterações da fecundidade.

1.5 Controvérsias sobre o crescimento da população

Existe um conflito de ideias relativamente às questões do crescimento demográfico. Em 2011, a população mundial atingiu os sete mil milhões de habitantes. Em 2050, de acordo com as previsões da ONU, o número será de 8,1 mil milhões ou mesmo superior (4) . O artigo publicado na revista CMQ argumenta que aqueles que acreditam na existência de uma explosão demográfica mundial têm uma compreensão incorrecta das realidades demográficas. E que os defensores da redução da população não compreendem totalmente as consequências económicas e sociais do declínio da população. O artigo argumenta ainda que as políticas baseadas nestas imprecisões e mal-entendidos podem provocar danos nos sistemas económicos e sociais de muitos países.

O relatório "Aging in the 21st Century" (Envelhecer no Século XXI), elaborado pela UNFP/Help Age International, salienta que a combinação de um número crescente de idosos em muitos países da Europa e do mundo é um fator determinante para o envelhecimento.

A diminuição da população ativa, juntamente com o declínio da fertilidade, no contexto da crise económica, colocará estes países perante grandes desafios para manter os níveis futuros de cuidados de saúde e pensões (5). O declínio da fecundidade, sem compensar a imigração, acabará por reduzir a dimensão da mão de obra e a base fiscal de que os governos necessitarão para gerir estes desafios.

Em 2011, a TFR no mundo era de 2,46, tendo descido dos 2,59 registados nos cinco anos anteriores. A ONU prevê que, de acordo com a sua previsão de baixa fertilidade, a TFR mundial desça abaixo dos 2,2 dentro de cerca de cinco anos, no período de 2015-20 (6).

Nos últimos anos, as TFRs de quase todos os países do mundo têm vindo a diminuir. Atualmente, o crescimento substancial da população refere-se a uma minoria de países. Três quartos do crescimento da população mundial estão concentrados na África Subsariana e nos quatro maiores países muçulmanos (6). Metade da população mundial (49,7%) vive atualmente em países com uma fertilidade inferior à de substituição (inferior a 2,2). Cinco dos 10 maiores países do mundo têm uma TFR inferior a 2,2 (China menos de 2, EUA 1,39, Brasil 2,16, Rússia menos de 2, Japão menos de 2). Cerca de 20% da população mundial vive em 75 países com uma TFR superior a 2,7, a maioria dos quais em África (6). Nos países ocidentais, o declínio da fertilidade tem sido impulsionado em grande medida por uma série de factores sociais, económicos e de atitude, tais como: aumento da riqueza, casamento mais tardio, prestação de serviços de saúde destinados a facilitar o acesso a contraceptivos, etc. Na Rússia e na Europa de Leste, o principal fator de redução da fertilidade tem sido o aborto induzido. Segundo um relatório da ONU, cerca de 45-50% de todas as gravidezes registadas na Rússia em 2009 terminaram em aborto (6).

1.6 Consequências negativas da baixa fertilidade

Nos últimos anos, começámos a aperceber-nos de que, embora uma fertilidade mais baixa possa aparentemente beneficiar os indivíduos e a sociedade no seu conjunto, também acarreta custos não intencionais e consequências negativas que, com o tempo, podem ultrapassar substancialmente os benefícios para os indivíduos e a sociedade. Os benefícios para o Reino Unido decorrentes do trabalho árduo e dos imigrantes contribuintes foram parcialmente pagos pelo facto de um país pobre ter perdido esses imigrantes para países mais ricos com uma fertilidade mais baixa. Países como o Reino Unido, com uma fertilidade inferior à de substituição, enfrentam uma escolha difícil. Ou aceitam padrões de vida e cuidados mais baixos ou transferem os custos e as consequências da sua fertilidade abaixo da fertilidade de substituição para outros países de onde atraíram os imigrantes necessários para colmatar as lacunas criadas pela baixa fertilidade. A Polónia, um país mais pobre do que o Reino Unido, com uma população mais pequena do que a do Reino Unido e com uma população em declínio, perdeu mais de dois milhões da sua população desde que aderiu à UE em 2004, muitos dos quais se mudaram para o Reino Unido. O Reino Unido está a "importar" pessoas para: manter e até aumentar a sua força de trabalho; aumentar o nível de nascimentos a partir de níveis baixos; pagar os impostos para ajudar a financiar o Estado-providência e pagar as pensões da população idosa.

Os objectivos:

Esta é a etapa mais importante da conceção da investigação do nosso estudo e todos os elementos do estudo devem remeter para ela.

2.1 O objetivo geral: Atualizar os nossos conhecimentos e informações sobre as realidades demográficas no Leste do Sudão

2.2 Os objectivos específicos

2.2.1. Estimar a TFR nos Estados do Leste do Sudão.

2.2.2. Avaliar as tendências e os factores determinantes da fertilidade na Região Oriental

2.2.3. Estabelecer uma base de dados sobre questões de saúde reprodutiva e populacionais na Região Oriental para ajudar na formulação de políticas de saúde reprodutiva e populacionais

Justificação

As análises de dados do SMS 1999; SHHS 2006 e Censo do Sudão 2008 mostram um baixo nível de fertilidade no leste do Sudão. O objetivo estratégico da NPC é promover a qualidade de vida do povo sudanês e a utilização racional dos recursos humanos para manter a taxa de crescimento da população de 2,6 e manter as características da população. Se for esse o caso, é de esperar que o declínio da fertilidade no Leste do Sudão preocupe as instituições competentes em matéria de política populacional. Isto aconteceu de facto e a preocupação estendeu-se a S. Exa. o Presidente do Sudão, que deu instruções ao CNP para procurar as raízes deste problema demográfico no Leste do Sudão. Em resposta, o CNP decidiu realizar um inquérito para provar ou refutar as hipóteses sobre as taxas de fertilidade no Leste do Sudão. Uma vez que a economia dos Estados do Leste é essencialmente baseada na agricultura, uma queda da fertilidade no Leste do Sudão pode levar a uma série de consequências negativas, como a perda de mão de obra trabalhadora, serviços sociais e de saúde deficientes para todos os segmentos da população, etc.

Ao analisar as fontes locais, não conseguimos encontrar uma única explicação para a baixa fertilidade no Leste do Sudão, pelo que o estudo proposto foi a primeira tentativa de procurar os factores subjacentes ao declínio da fertilidade no Leste do Sudão.

A baixa fertilidade no Leste do Sudão é interessante tanto por si só, como um capítulo na história da reprodução humana nesta parte do Sudão, como pela luz que pode lançar sobre a necessidade de mais investigações aprofundadas.

Esperamos que este estudo traga à luz o quadro dos principais elementos da demografia do Leste do Sudão, particularmente os determinantes que estão principalmente por detrás das mudanças na fertilidade.

A nossa melhor compreensão da reprodução humana no Leste do Sudão é suscetível de beneficiar as políticas e programas relacionados com a população nos estados orientais.

Pessoal

A equipa de investigação era composta por um investigador principal com estudos avançados em ciências médicas, com experiência em políticas e programas populacionais, perito em investigação operacional com influência oral e escrita em árabe e inglês e com conhecimentos de software informático.

O NPC recrutou um especialista em estatística para contribuir para o cálculo da fórmula da dimensão da amostra, para a conceção do questionário e para a introdução e edição dos dados.

Uma equipa de nove colectores de dados foi recrutada pelos gabinetes estaduais do NPC. No dia seguinte à chegada da equipa de investigação, realizou-se uma reunião com os funcionários estaduais do NPC e os colectores de dados. Durante a reunião, a audiência foi informada sobre a investigação do estudo. A reunião foi seguida de uma formação para os colectores de dados sobre a forma de preparar e aplicar a entrevista, seguida de uma dramatização e de um debate. Em cada Estado, a recolha de dados começou na manhã seguinte. Os entrevistadores preencheram, compilaram e enviaram os questionários preenchidos ao investigador para revisão. Os questionários preenchidos foram revistos diariamente pelo investigador e foi dado um feedback aos colectores de dados na manhã seguinte.

Metodologia:

Um estudo transversal que procura a contribuição dos factores determinantes da fertilidade para as taxas de fertilidade numa vasta população dos estados orientais do Sudão. A investigação é quantitativa e de natureza descritiva. Ajuda a quantificar os dados e a generalizar os resultados a partir de uma amostra da população de interesse. Este tipo de investigação permite concentrar-se numa determinada população e compreender o panorama geral.

A recolha de dados baseou-se em fontes primárias e secundárias.

2.3 As fontes primárias foram principalmente um número estimado de mulheres em idade reprodutiva (WRA 15-49) de localidades seleccionadas aleatoriamente dos três estados orientais e um número selecionado de ginecologistas obstetras seniores nos três estados, para além dos ginecologistas obstetras responsáveis pelos centros de reprodução assistida no estado de Cartum. Foi elaborado e preenchido um questionário de escolha múltipla. Foi realizada uma entrevista semiestruturada com os médicos através de um guião pré-determinado.

2.4 As fontes secundárias incluíram a revisão da literatura através de pesquisas electrónicas utilizando as palavras (determinantes da fertilidade) e a revisão e análise de documentos escritos. Tentámos avaliar a contribuição dos factores biológicos que podem afetar negativamente a fertilidade, analisando os registos dos pacientes num número selecionado de centros de reprodução assistida no estado de Cartum, mas não conseguimos devido à falta de registos ou à sua deficiente manutenção.

2.5 Dimensão da amostra e procedimentos de seleção

Nesta fase, foi consultada uma pessoa com formação adequada sobre a vertente estatística do nosso projeto de investigação. Desta forma, ficámos a saber qual o número e o tipo de respostas necessárias para realizar um estudo válido.

Para identificar os factores determinantes da fertilidade no Leste do Sudão, foi organizada uma entrevista individual a um grupo de mulheres em idade reprodutiva (WRA) seleccionadas aleatoriamente. Os quadros populacionais disponíveis a nível dos estados permitiram calcular a fórmula da dimensão da amostra. O número de mulheres entrevistadas foi distribuído pelas zonas urbanas e rurais. A entrevista foi efectuada através de um questionário especialmente concebido para o efeito, centrado em histórias reprodutivas retrospectivas. O questionário abrangia os determinantes próximos da fertilidade que actuam para a reduzir; estes são principalmente de três tipos: 1) estado civil e idade do primeiro casamento, ou exposição reduzida ao risco de conceção. 2) amenorreia pós-parto ou subfecundidade pós-parto, que pode ser substancialmente prolongada pela amamentação prolongada 3) uso de contraceção. Um quarto determinante próximo nas decomposições originalmente desenvolvidas por John Bongaarts, o aborto induzido, não tem significado no caso do Sudão. As determinantes indirectas que influenciam a fertilidade através de alterações nas determinantes próximas incluem

1) nível de educação 2) participação da força de trabalho feminina 3) tipo de local de residência.4) mortalidade de menores de cinco anos. Os indicadores de resultados-chave relacionados com a fertilidade incluíam, por exemplo, a percentagem de nascimentos de mulheres com menos de 18 anos e com mais de 34 anos e a duração média dos intervalos entre partos. Esta abordagem pode fornecer informações sobre a dinâmica da fertilidade e possíveis pontos de intervenção programática. Estes são geralmente os indicadores da adoção de mensagens de saúde pública relacionadas com a fertilidade que incentivam as famílias a concentrarem-se numa maternidade saudável entre os 18 e os 34 anos. O questionário incluía determinados factores que afectam a fertilidade, por exemplo, idade, factores genéticos, miomas uterinos, diabetes e doenças da tiroide e IST.

A análise do estudo das determinantes próximas da fertilidade baseou-se no quadro concetual de Bongaarts. A análise do estudo deve avaliar a magnitude de cada uma das três determinantes directas mensuráveis e a fertilidade total no Leste do Sudão no momento do estudo.

O projeto de questionário foi discutido com o NPC, finalizado e pré-testado no estado de Cartum antes de se iniciar o trabalho de campo. Ao nível dos estados, os colectores de dados foram orientados e formados sobre o questionário e as técnicas de entrevista. Os questionários preenchidos foram revistos diariamente pelo investigador para edição.

Resultados alcançados

- Realização da investigação

- Preparação de um projeto de relatório para informar a NPC e os seus parceiros sobre as conclusões do estudo e incorporação de comentários e recomendações resultantes da reunião de informação

Com base no que precede, espera-se a elaboração de um relatório final e a apresentação de cópias em papel e electrónicas ao CNP no prazo de uma semana a contar da data da reunião de informação

Os resultados

Idade do primeiro casamento

Quadro (5)

Idade	Frequência	Percentagem
≤18	191	37.4
19-23	133	26.0
24-28	76	14.9
29-33	37	7.2
34-38	6	1.2
39-43	6	1.2
NA	62	12.1
total	511	100.0

No quadro (5), as mulheres casadas com idade ≤ 18 anos representam 37,4%; as casadas com idade de 20 anos representam 41% e acima de 30 anos 9,6%

A idade média do casamento é de 19,2 anos

Estado civil Quadro (6)

Estado	Frequência	Percentagem
Casado	388	75.9
Solteiro	55	10.8
Divorciado	32	6.3
Viúva	24	4.7
Separação	11	2.2
Total	511	0.2

O quadro (6) descreve a redução da exposição ao risco de conceção devido à ausência de casamento e a outros factores que afectam a reprodução. O número de mulheres casadas representa 75,9%, solteiras 10,8%, divorciadas, viúvas e separadas 13%.

Infecundidade pós-parto e aleitamento materno

Tabela (7) Infecundidade pós-parto

Duração	Frequência	Percentagem
< um ano	15	2.9
>um <2 anos	134	26.2
2 anos e mais	166	32.5

	196	38.4
NA		
Total	511	100.0

32,5% das inquiridas conceberam após dois anos ou mais desde o último parto.

Aleitamento materno exclusivo

Table (8)

Duração	Frequência	Percentagem
< 2 meses	27	5.3
2-5 meses	153	29.9
≥ 6 meses	198	38.7
Total	378	73.9

38,7% das mães praticaram o aleitamento materno completo durante seis ou mais meses.

Prática do aleitamento materno

Table (9)

Duração	Frequência	Percentagem
< um ano	43	8.4

>1 <2 anos	196	38.4
2-3anos	141	27.6
>3 anos	2	0.4
NA	129	25.2
Total	511	100.0

28% das mães praticam o aleitamento materno durante mais de dois anos

Contraceção

Utilização de contraceptivos após cada parto

Table (10)

Utilização	Frequência	Percentagem
Regularmente	66	12.9
Irregularmente	49	9.6
Nunca utilizado	292	57.1
NA	104	20.4
Total	511	100.0

Apenas 12,9 por cento das mulheres utilizavam contraceptivos regularmente e 9,6 de forma irregular, após cada parto.

Utilização de contraceptivos e educação

Quadro (11)

Utilização	Alfabetizado	analfabeto	NA	Total
Regularmente	62	4	0	66
Irregularmente	47	2	0	49
Nunca	230	61	1	292
NA	96	6	2	104
Total	435	73	3	511

O uso regular de contraceptivos é de 14,5% entre os alfabetizados, em comparação com 5,5% entre os analfabetos, e 57% nunca usaram.

Entre os inquiridos, a utilização regular de contraceptivos é de 13%.

Educação

Quadro (12)

Nível	Frequência	Percentagem
Khalwa	53	10.4
Básico	146	28.6

Secundário	127	24.9
Sobre o secundário	100	19.6
Analfabeto	82	16
NA	3	0.6
Total	511	100.0

Número total de alfabetizados 426 (83,4%), analfabetos 82 (16,1%) e 3 faltosos.

A grande maioria dos inquiridos é alfabetizada.

Educação e vida das crianças

Table (13)

Estado	Frequência	# Número de filhos vivos	FR
Literatos	426	1,158	2.7
Analfabetos	82	270	3.7

Entre a população estudada, a fecundidade total é de 3,7 nascimentos entre os analfabetos, em comparação com 2,7 entre os alfabetizados.

Participação da força de trabalho

Table (14)

Estado	Frequência	Percentagem
Trabalho	106	20.7
Não está a funcionar	382	74.8
NA	23	4.5
Total	511	100.0

De acordo com os resultados do estudo, as mulheres que participam na força de trabalho remunerada constituem 20% em comparação com 75% que não trabalham.

Aleitamento materno exclusivo e situação profissional

Quadro (15)

Amamentação	# de trabalho	# Número de pessoas que não trabalham
< 2 meses	4	23
2-5 meses	22	121
≥ 6 meses	43	151

40,6% das mulheres que trabalham e 39,5% das que não trabalham estão a praticar o aleitamento materno exclusivo durante ≥6 meses; quase o mesmo em ambos os grupos

Residência

Quadro (16)

Residência	Frequência	Percentagem
Cidade	354	69.3
Aldeia	132	25.8
NA	25	4.9
Total	511	100.0

A maioria dos inquiridos, 69,3%, vive em zonas urbanas e 25,8% em zonas rurais.

Residência e intervalos de nascimento

Table (17)

ResidênciaIntervalos de nascimento   em anos

	< 2	>2<3	>3	NA	total
Cidade	67	105(29.7)	55(15.5)	127	354
Aldeia	45	34(25.8)	17(12.9)	36	132
NA	7	6	0	12	25
Total	119	145	72	175	511

45,2% dos residentes urbanos e 38,7% dos residentes rurais com intervalos de nascimento >2 anos

Disponibilidade do marido

Table (18)

Estado	Frequência	Percentagem
Noutros Estados	57	11.2
Fora do Sudão	14	5.7
Dados em falta	440	86.1
Total	511	100.0

Nos dados disponíveis, o marido não está presente em 17% dos inquiridos. Esta variável é crucial, mas os dados recolhidos são de fraca qualidade.

Indicadores de resultados relacionados com a fertilidade   Percentagem   de nascimentos de mulheres com menos de 18 anos, com mais de 34 anos e de mulheres com 18-34 anos

Quadro (19) Percentagem de nascimentos de mulheres com menos de 18 anos

Idade	# Número de filhos	Total

	vivos		
	0	1	
15	6	1	7
16	1	0	1
17	1	2	3
Total	8	3	11

Percentagem de nascimentos de mulheres com menos de 18 anos (0,2%)

Percentagem de nascimentos de mulheres com mais de 34 anos

Quadro (20)

Grupo etário	# Número de mulheres	#Número de filhos vivos	Percentagem	FR
35-39	112	377	26.4	3.4
40-44	65	240	16.8	3.7
45-49	55	272	19	4.9
Total	232	889	62.3	3.8

Percentagem de nascimentos de mulheres com mais de 34 anos (62,3%)

Quadro (21) Percentagem de nascimentos de mulheres com idades compreendidas entre os 18 e os 34 anos

Idade	Frequência	# Número de filhos vivos	percentagem
18-34	261	513	35.9

A percentagem de nascimentos em mulheres com idades compreendidas entre os 18 e os 34 anos representa (35,9%).

Mortalidade de menores de cinco anos

Quadro (21)

# Número de mortes de menores de 5 anos	# Número de mulheres	Número total de mortes de menores de 5 anos
0	407	0
1	63	63
2	23	46
3	9	27
4	5	20
5	1	5

6	1	6
7	1	7
9	1	9
Total	511	183

Mortalidade de crianças com menos de 5 anos 126/1000 crianças vivas

Quadro (22) Intervalos de nascimento

Período em anos	Frequência	Percentagem
< 2	119	23.3
>2<3	145	28.4
≥3	72	14.1
NA	175	34.3
Total	511	100.0

Os intervalos de nascimento de ≥2 anos, representam 42,5% dos inquiridos.

Quadro (23) Taxa de fecundidade por grupos etários

Faixa etária	Censo 1993	Censo 2008	O estudo 2014

| 40-44 | 6.5 | 5.3 | 4.9 |
| 45-49 | 6.8 | 5.6 | 3.8 |

Número de filhos vivos Quadro (24)

Número	Frequência	Percentagem
0	127	24.9
1	74	14.5
2	69	13.5
3	59	11.5
4	50	9.8
5	48	9.4
6	26	5.1
7	28	5.5
8	15	2.9
9	9	1.8
10	6	1.2
Total	511	100.0

Número total de filhos vivos 1 442, o que perfaz uma TFT por mulher de 2,8

Prevalência das doenças que podem afetar a fertilidade

Quadro (25)

A doença	Frequência	Percentagem
Miomas uterinos	11	2.5
Diabetes	23	4.5
Doenças da tiroide	21	4.1
ISTs	71	13.9
NA	385	75.3
Total	511	100.0

As IST são a patologia mais comum.

História familiar de infertilidade

Quadro (26)

Resposta	Frequência	Percentagem
Sim	177	34.6
Não	315	61.6

NA	19	3.7
Total	511	100.0

177 (35%) responderam positivamente e 325 (62%) negaram uma história familiar de infertilidade.

Discussão

A fertilidade humana em todo o mundo diminuiu substancialmente nos últimos anos. Cerca de 50% da população mundial vive atualmente em países com uma taxa de fertilidade total inferior à taxa de substituição.

O declínio da fertilidade humana tem sido impulsionado pelo aumento da contraceção, da esterilização e do aborto, que por sua vez foram impulsionados por mudanças nos factores económicos e sociais.

O objetivo da análise dos dados deste estudo é refletir a situação real de cada uma das tendências, taxas e determinantes da fertilidade nos estados orientais do Sudão.

- Os dados do DHS 1990, SMS (1999) e Censo 2008 reflectem claramente um declínio da fertilidade na Região Oriental do Sudão (tabela 1). O estudo atual mostra uma TFR de 2,8 filhos por mulher na Região Oriental do Sudão (tabela 24).

De acordo com os resultados do censo de 2008, a Região Oriental encontrava-se na fase 3rd da transição demográfica (FR > 3 e <5), e os dados do atual estudo de 2014 colocam a região na fase 4th da transição demográfica (FR inferior a 3 mas superior ao nível de substituição). As histórias de nascimentos foram analisadas retrospetivamente para ver a experiência de diferentes coortes de mulheres para estabelecer se, no mesmo ponto do curso de vida, as coortes mais velhas tinham tido mais filhos do que as coortes mais jovens.

O estudo mostra que a taxa de fertilidade das mulheres casadas na Região Oriental

do Sudão na altura do estudo (2014) é inferior às taxas dos seus grupos de coorte

há 10 e 6 anos (quadro 23).

• A produção humana é profundamente influenciada pelo estatuto do

casamento e pela idade do primeiro casamento. A fertilidade é afetada pelo

aumento da idade. O casamento aos 20 anos evita três nascimentos; no Sri Lanka,

calcula-se que a idade do primeiro casamento evite cinco nascimentos (7).

Na altura do estudo, 75,9 das mulheres da Região Oriental eram casadas (tabela 6).

As casadas com 20 anos de idade representam 41%, as casadas com idade ≤ 18 anos

constituem 37,4% e acima de 30 anos 9,6% (tabela 5). Em todo o país, a idade média

no primeiro casamento é de 20 anos (2), enquanto na população estudada é de 19,2

anos. Pela amplitude da idade do primeiro casamento e do estado civil, espera-se

uma fecundidade mais elevada do que a estimada pelo estudo (2,8 filhos por

mulher), o que pode estar relacionado com o número de filhos vivos subestimado

pelos inquiridos.

• Normalmente, após um parto e na ausência de amamentação, decorre cerca

de 1,5 meses antes de se retomar o risco fisiológico de conceção. Em 1993, Jolly e

Gribble examinaram os efeitos relativos das determinantes próximas da fertilidade

na população da África Subsariana. Na maioria dos países que tinham pelo menos

três DHSs, o fator próximo com os maiores efeitos inibidores da fertilidade foi a

infecundidade pós-parto (8). No Bangladesh, onde a mãe média amamenta cada um dos seus filhos durante 29 meses, estima-se que esta prática reduza o total de nascimentos da mulher média do Bangladesh em quase sete. Entre a população estudada, 32,5% das mulheres da região oriental do Sudão engravidam dois anos ou mais após o último parto (tabela 7), 38,7% praticam o aleitamento materno exclusivo durante $\geq$ 6 meses (tabela 8) e 27,6% praticam o aleitamento materno durante mais de dois anos (tabela 9),

e, finalmente, pode levar a uma redução das taxas de fertilidade, com base no facto de a infecundidade pós-parto ser prolongada pela amamentação, mas a informação perdida, que representa 38%, torna a infecundidade pós-parto pouco significativa.

• A nível mundial, o declínio da fertilidade tem sido largamente impulsionado pelo aumento da contraceção. Os serviços de PF estão disponíveis no âmbito da saúde materno-infantil desde 1965. A integração destes serviços facilitou a aceitação generalizada do PF e contribuiu para um declínio acentuado da fecundidade (1). Em média, 85% dos casais que não utilizam contraceção terão uma gravidez num ano. Entre 1980 e 2000, a fertilidade total no Quénia diminuiu cerca de 40%, passando de cerca de 8 nascimentos por mulher para cerca de 5. Durante o mesmo período, a fertilidade no Uganda diminuiu menos de 10%. A análise dos determinantes próximos mostra que a diferença se deveu principalmente a uma maior utilização de contraceptivos no Quénia, em resultado da promoção ativa do PF em todos os serviços de saúde (10). Na altura do estudo, 13% dos inquiridos admitiram que utilizavam regularmente contraceptivos após cada parto, 10%

irregularmente e 57% nunca utilizaram contraceptivos. Este baixo nível de utilização regular de contraceptivos entre as mulheres casadas nos estados orientais do Sudão não pode inibir a reprodução e resultou numa fertilidade de 2,8. Parte-se do princípio de que muitas mulheres não deram a informação correcta sobre a utilização de contraceptivos por determinadas razões culturais ou outras.

• Com base em dados de diferentes fontes, o analfabetismo a nível nacional diminuiu substancialmente entre as mulheres.

A educação influencia indiretamente as taxas de fertilidade através de comportamentos saudáveis e atitudes adequadas. Normalmente, o conhecimento e a utilização de contraceptivos entre as mulheres alfabetizadas é melhor do que entre as analfabetas (2).

Entre as mulheres entrevistadas à data deste estudo, 83,4% são alfabetizadas e 16,1% analfabetas (tabela 12). O uso de contraceptivos é de 25% entre as mulheres alfabetizadas, em comparação com 8% entre as analfabetas (tabela 11). A TFR é de 3,7 entre as mulheres analfabetas, em comparação com 2,7 entre as alfabetizadas (quadro 13). É possível que a baixa fertilidade entre as mulheres alfabetizadas tenha sido impulsionada pela utilização de contraceptivos e que a última tenha sido impulsionada pela educação.

• A fecundidade elevada verifica-se normalmente nos locais onde as mulheres não trabalham com frequência, constituindo a gravidez e a educação dos filhos o seu trabalho tradicional não remunerado. A necessidade de mão de obra infantil também faz aumentar a fertilidade, especialmente nas comunidades agrícolas. Nas sociedades sem pensões públicas de velhice, os filhos representam a única oportunidade que um casal tem para sustentar a velhice. Nos locais onde a fertilidade diminuiu, as mulheres têm outras opções para além da maternidade para ganhar prestígio e um lugar nas suas comunidades. Os dados do estudo (quadro 14) mostram que apenas 20% das mulheres incluídas no estudo participam na força de trabalho remunerada.

O nível de participação (20 %) é insignificante para reduzir a taxa de fertilidade por mulher nos estados do leste do Sudão.

• Os residentes urbanos têm melhor acesso do que os rurais à educação, à participação na força de trabalho remunerada e aos serviços e informações de planeamento familiar. A educação e a participação na força de trabalho podem levar a uma maior prática do PF e, consequentemente, a um efeito adverso na TFR. Entre os inquiridos, 69,3 por cento vivem em zonas urbanas, em comparação com 25,8 por cento que vivem em zonas rurais (quadro 16). O intervalo entre partos está próximo do limite inferior da gama recomendada de intervalos entre partos em 45,2 por cento dos residentes urbanos. Relativamente a esta conclusão, o diferencial entre a população urbana e rural confirma o facto de os residentes urbanos terem melhor acesso a serviços e informações de planeamento familiar. Uma vez que a maioria dos inquiridos reside em zonas urbanas e quase metade deles tem um intervalo entre partos superior a 2 anos, é de esperar um FR baixo por mulher.

- Uma política nacional tem de investir na melhoria do alcance dos programas de saúde pública para encorajar a conclusão da gravidez antes dos 35 anos, por outras palavras, encorajar as famílias a concentrarem-se numa gravidez saudável entre os 18 e os 34 anos para obter os melhores resultados possíveis para as mães e os seus bebés.

O estudo acompanha quatro indicadores para verificar se as mensagens de saúde pública relacionadas com a fertilidade estão a ser eficazes, por exemplo, a percentagem de nascimentos em mulheres com menos de 18 anos, com mais de 35 anos, a duração média do intervalo entre partos e a mortalidade infantil abaixo dos cinco anos.

Os quadros (19), (20) e (21) incluem indicadores de opções reprodutivas: a percentagem de nascimentos de mulheres com menos de 18 anos em relação ao total de nascimentos é de 0,2%; com mais de 34 anos é de 62,3%, a duração dos intervalos entre partos é de 2,1 anos

e a mortalidade de crianças com menos de cinco anos é de126/1000 nados-vivos. A duração média dos intervalos entre nascimentos de 2,1 anos não é suscetível de conduzir a uma redução da taxa de fecundidade, enquanto a mortalidade de crianças com menos de cinco anos pode influenciar indiretamente a taxa de fecundidade. A percentagem de nascimentos na faixa etária 18-34 anos é de 35,9 e a mortalidade de crianças com menos de cinco anos é de 126/1000, o que mostra que a política de incentivo à conclusão da maternidade antes dos 35 anos é inexistente ou ineficaz.

• Uma análise das taxas de fecundidade por grupos etários em dois estudos anteriores foi comparada com os mesmos grupos etários no estudo atual. A ideia é ver a experiência de diferentes grupos de mulheres, a fim de determinar se, no mesmo ponto do curso de vida, os grupos mais velhos tiveram mais filhos do que os grupos mais jovens. Os resultados do estudo mostram que as TFRs de mulheres casadas nos estados do leste do Sudão em 2014 são inferiores às taxas dos seus grupos de coorte em 1993 e 2008 (23).

• 35 por cento dos inquiridos admitiram ter um historial familiar

A possibilidade de os factores biológicos poderem contribuir para o declínio das taxas de fertilidade é raramente considerada. As taxas de infertilidade humana são atualmente elevadas e a subfertilidade masculina pode estar a aumentar (11). Os processos patológicos afectam negativamente a capacidade de conceber de ambos os sexos. Cerca de 25 por cento dos inquiridos tiveram uma das doenças que podem afetar a capacidade de conceber; destes, 56 por cento foram infectados com IST, tabela (25). Com base na análise da literatura e na entrevista de um grupo de médicos, obstetras, as IST estão a aumentar em ambos os sexos e tornaram-se uma das principais causas de infertilidade.

Conclusão

Para concluir, gostaria de destacar as principais conclusões do estudo e enfatizar o que o estudo acrescentou ao conhecimento sobre as questões da fertilidade humana na Região Oriental do Sudão.

A maioria dos países da África Subsaariana e do Médio Oriente permanece na fase inicial ou intermédia da transição demográfica. Na região oriental e em todo o país, há um declínio da fertilidade, de acordo com os dados de fontes variáveis com datas diferentes, colocando o Sudão em geral e a região oriental em particular na fase de transição demográfica. Os dados do recenseamento de 2008 colocam a região oriental na terceira fase da transição demográfica (TFR > 3 mas < 5), enquanto o estudo atual a coloca na fase 4th (< 3 mas > a taxa de fertilidade de substituição). O estudo mostra igualmente que a taxa de fertilidade das mulheres casadas nos Estados orientais no momento do estudo é inferior às taxas dos seus grupos de coorte há 10 e seis anos.

O declínio da fertilidade humana em todo o mundo tem sido impulsionado pelo aumento da contraceção, da esterilização e do aborto, que, por sua vez, foram impulsionados por mudanças nos factores económicos e sociais.

Na Região Oriental, de acordo com a faixa etária do primeiro casamento e o estado civil, espera-se uma taxa de fertilidade mais elevada do que a estimada. Este facto pode dever-se à subnotificação de crianças vivas.

O tempo decorrido antes de uma gravidez de dois ou mais anos e o padrão de amamentação podem atrasar a gravidez e, no final, podem levar a um efeito inibidor da fertilidade.

O nível declarado de utilização regular de contraceção (13%) pelas mulheres casadas é muito inferior ao que seria de esperar numa região com uma TFR de 2,8.

Uma taxa de fertilidade de 3,7 entre as mulheres alfabetizadas contra 2,7 entre as analfabetas pode ser explicada pelo maior uso de contraceptivos entre as mulheres alfabetizadas, em comparação com as analfabetas, e o maior uso de contraceptivos pode ser impulsionado pela educação. Uma taxa de alfabetização de 83,4 por cento entre as mulheres entrevistadas pode influenciar negativamente a taxa de fertilidade nos estados do leste.

A percentagem de inquiridos que participam na força de trabalho remunerada (20%) não é significativa para influenciar qualquer dos determinantes próximos da fertilidade.

Relativamente ao local de residência, a maioria dos inquiridos (70%) vive em zonas urbanas, com um intervalo entre partos superior a dois anos em 45,2% da população urbana. Uma percentagem elevada de populações urbanas com uma tal proporção de intervalo entre partos superior a dois anos pode afetar indireta e negativamente a fecundidade.

A percentagem de nascimentos com mais de 34 anos é de 61,3 e a mortalidade

infantil de crianças com menos de cinco anos continua a ser elevada, com 126/1000

nados-vivos, o que demonstra que a política nacional que incentiva a conclusão da

gravidez antes dos 35 anos, para obter os melhores resultados possíveis para as

mães e os seus filhos, é ineficaz ou inexistente.

A prevalência de doenças que podem afetar a fertilidade é muito baixa, mas as IST

representam 56% delas entre a população estudada na altura do estudo. A nível

mundial, as IST estão entre as principais causas de infertilidade, afectando ambos

os sexos.

O declínio da fertilidade humana e a redução da população já estão a ter

consequências graves em alguns países e, se não forem tomadas atempadamente

as medidas correctas, a situação irá deteriorar-se ainda mais.

Em suma, entre os determinantes próximos da fecundidade abrangidos pelo

estudo, o único que pode inibir a taxa de fecundidade, mas não ao nível de 2,8 filhos

por mulher, é a infecundidade pós-parto prolongada pela prática do aleitamento

materno por mais de dois anos. Em relação aos determinantes de fundo (indiretos)

da fecundidade, a alfabetização e a residência em áreas urbanas mostram sua

influência indireta no uso de contraceptivos, levando a uma baixa fecundidade

entre as mulheres alfabetizadas e a intervalos de parto superiores a dois anos entre

as residentes em áreas urbanas.

As limitações/constrangimentos do estudo incluíam: orçamento inadequado; quase

dois terços dos inquiridos vivem em zonas urbanas; falta de informação com diferentes percentagens; por vezes, a preparação e o processo de dados atrasavam-se ou eram interrompidos a nível estatal devido a má gestão. Por outro lado, o estudo tem os seus pontos fortes, que incluem Um questionário de escolha múltipla simples e fácil de compreender tornou possível a recolha de informações sobre todas as determinantes da fertilidade seleccionadas. Além disso, foi estabelecida uma correlação entre alguns dos determinantes directos e indirectos da fertilidade. A história familiar de infertilidade e a propagação de IST podem ser utilizadas no desenvolvimento de futuras políticas populacionais.

Recomendações

A baixa fertilidade na região leste do Sudão é interessante tanto por si mesma, como um capítulo na história da reprodução humana nessa parte do Sudão, como pela luz que pode lançar sobre a necessidade de mais investigações aprofundadas.

1.   Avaliar os níveis de mortalidade materna, mortalidade de crianças com menos de cinco anos, migração e perdas de gravidez e os seus efeitos nos regimes demográficos na região oriental do Sudão

2.   Avaliar o papel dos factores biológicos na diminuição da taxa de fertilidade na região oriental do Sudão, uma vez que as taxas de infertilidade humana são elevadas a nível mundial.

3.   A inclusão das mulheres na força de trabalho remunerada, nos sectores público e privado, é crucial em quaisquer estudos futuros sobre questões reprodutivas

4.   Procurar quaisquer factores culturais, tradições, valores, comportamentos e atitudes para ver se podem afetar negativamente a fertilidade.

5.   Persuadir a autoridade saudável a desenvolver uma abordagem política que invista na garantia de que as preferências de fertilidade das mulheres são satisfeitas e que, quando as mulheres engravidam, devem ter cuidados pré-natais, intranatais e pós-natais de qualidade.

Referências

1.   SHHS (2006)

2.   SMS (1999)

3.   Censo(2008)

4.   Catholic Medical Quarterl; The Crisis of Declining Fertility (cmq.org.uk/.../cnses_of_declinmg-huma....).

5.   Unfpa.org/..../again report/

6.   Idade e reprodução (glown.com/section_view/./340)

7.   Estabelecer as fontes e os determinantes da mudança reprodutiva no Zimbabué e no Quénia (africa.upenn.ed/papers/sibanda-html)

8.   Alterações nos determinantes directos e indirectos da fertilidade na África Subsariana

9.   Perfil do país da OMS Tunísia 2002

10. Fertilidade (en.wikipedia.org/wiki fertilidade)

11. A fecundidade humana está a diminuir?

12   The International Journal of Andrology 29 (2000) 2-11

13   Tendências da fecundidade na África do Sul entre 1970 e 1998

**14   Nível, tendência e factores determinantes da fertilidade no Sudão (Prof.
A.H.Alnory)**

51

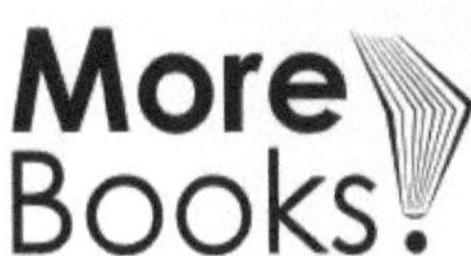

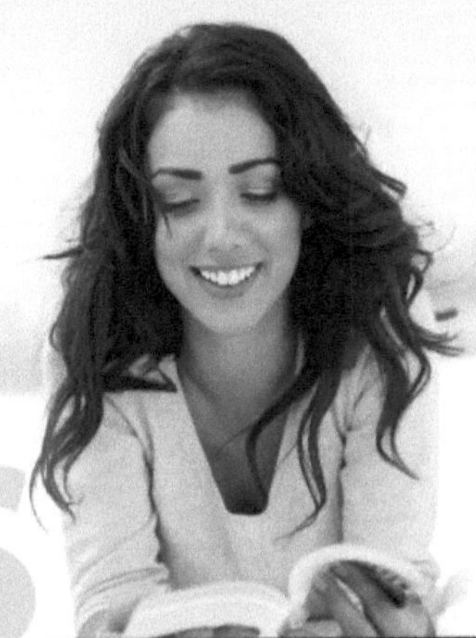

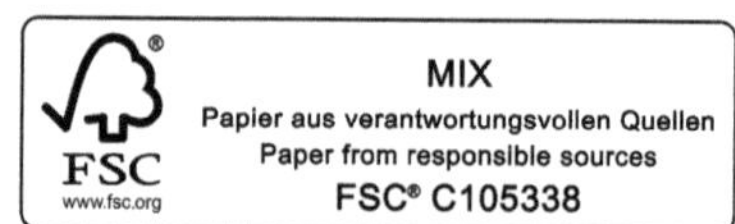

Printed by Books on Demand GmbH, Norderstedt / Germany